DU

PANSEMENT OUATÉ

DANS LE TRAITEMENT

DE CERTAINES COMPLICATIONS DES FRACTURES

PAR

A. BRISSAY,

Docteur en médecine de la Faculté de Paris,
Ancien interne de l'Hôtel-Dieu de Clermont-Ferrand (Concours 1872),
Ex-médecin des paquebots transatlantiques (C. R.).

PARIS

A. PARENT, IMPRIMEUR DE LA FACULTÉ DE MÉDECINE
29-31, RUE MONSIEUR-LE-PRINCE, 29-31

1879

DU

PANSEMENT OUATÉ

DANS LE TRAITEMENT

DE CERTAINES COMPLICATIONS DES FRACTURES

PAR

A. BRISSAY,

Docteur en médecine de la Faculté de Paris,
Ancien interne de l'Hôtel-Dieu de Clermont-Ferrand (Concours 1872),
Ex-médecin des paquebots transatlantiques (C. R.).

———⟶•⟵———

PARIS

A. PARENT, IMPRIMEUR DE LA FACULTE DE MEDECINE
29-31, RUE MONSIEUR-LE-PRINCE, 29-31

1879

A MON PÈRE ET A MA MÈRE

A MON GRAND'PÈRE

A MA SŒUR ET A MON BEAU-FRÈRE

A MES PARENTS

A MES AMIS

DU PANSEMENT OUATÉ

DANS LE TRAITEMENT

DE CERTAINES COMPLICATIONS DES FRACTURES

INTRODUCTION

Nous avons eu l'occasion de voir dans le service de M. Alphonse Guérin, un certain nombre de fractures compliquées d'accidents graves, qui se sont heureusement terminées grâce à l'application du pansement ouaté.

L'observation des malades dont il s'agit, nous a entraîné à faire quelques recherches sur ce mode de traitement. Les documents, nous devons le dire, ne nous ont pas fait défaut. Les thèses, les mémoires, les articles de journaux, qui traitent de la question sont nombreux. Mais ces documents sont très-disséminés, et il est assez difficile de les grouper pour avoir une idée nette de la question.

Bien que, du reste, nous ayons trouvé dans le plus grand nombre des cas, toutes les indications nécessaires, il est cependant quelques points particuliers sur lesquels MM. les chirurgiens Broca et A. Guérin appellent l'attention de leurs élèves, et qui n'ont pas encore été signalés.

C'est pour cela que nous avons cru utile de mettre à profit les observations recueillies chez ces deux maîtres, pour essayer de présenter un ensemble des indications de l'appareil ouaté dans le traitement des complications des fractures.

Nous ne saurions trop remercier M. le professeur Broca de la bienveillance avec laquelle il nous a accueilli, et des bonnes indications qu'il a bien voulu nous prodiguer.

DIVISION DU SUJET

Dans notre premier chapitre, après avoir rapidement indiqué quelles sont les idées qui ont présidé à l'application du pansement ouaté, et en ont bientôt généralisé les indications, nous nous attacherons surtout à indiquer les différentes phases qu'il a traversées pour en arriver à être méthodiquement appliqué au traitement des fractures.

Le second chapitre ayant trait plus particulièrement aux indications spéciales de la méthode, traitera des avantages de l'appareil ouaté dans les fractures compliquées de plaies. quels que soient du reste les accidents qui les accompagnent tels que : issue des fragments, ouverture des articulations, ostéo-myélite, etc.

Notre troisième chapitre sera consacré aux indications du pansement ouaté alors même que la fracture n'est compliquée d'aucune solution de continuité des parties molles en rapport avec son foyer. Les chirurgiens, en effet, ne l'ont tout d'abord appliqué que pour préserver la plaie de l'influence nocive du milieu extérieur et c'est seulement en présence des résultats qu'ils ont obtenus, qu'ils ont songé à étendre son application aux cas de fractures non compliquées de plaies pour combattre certains accidents tels que : la contusion et l'irréductibilité.

Nous terminerons ce chapitre par une courte discussion sur les avantages qui doivent faire préférer à tout autre l'emploi du pansement d'A. Guérin.

Nous réserverons le quatrième chapitre à nos conclusions.

CHAPITRE PREMIER

CONSDÉRATIONS GÉNÉRALES SUR L'APPLICATION DU PANSE-
MENT OUATÉ AU TRAITEMENT DES FRACTURES.

L'emploi du coton dans le pansement des plaies
n'est pas de date récente; déjà Bretonneau (1), dans
sa thèse sur l'utilité de la compression dans les inflammations de la peau, en signale les avantages, et
Velpeau (2) recommande ce mode de pansement dans
son mémoire sur l'emploi du bandage compressif
dans le traitement de l'érysipèle phlegmoneux, de la
brûlure et de plusieurs autres inflammations. Nous
ne nous étendrons pas du reste sur les avantages
d'un procédé dont Roux a reconnu l'utilité, qui avait
été recommandé comme agent de compression élastique par Burgræve et par Nélaton (3), et qu'Alphonse
Guérin (4) le premier, conduit par des déductions

(1) Bretonneau. De l'utilité de la compression dans les inflammations de la peau. Thèse de Paris, 1815, in-4.

(2) Velpeau. Mémoire sur l'emploi du bandage compressif dans le
traitement de l'érysipèle phlegmoneux de la brûlure et de plusieure
autres inflammations, t. XI. — Nouveau traitement de la brûlure, lu
à l'Académie des sciences. Revue médicale, 1835, t. II et III; Archiv.
gén. de médecine, 1re série.

(3) Nélaton. T. III, p. 5e.

(4) Guérin. Du rôle pathogénique des ferments dans les maladies
chirurgicales. Nouvelle méthode de traitement. Académie des scienc.,
séance du 23 mars 1874.

scientifiques rigoureuses, a élevé à la hauteur d'une méthode chirurgicale de premier ordre, dont il a établi toutes les indications. Les belles découvertes de Pasteur (1), appuyées sur des expériences indiscutables, avaient démontré la présence des germes organisés dans l'atmosphère, ainsi que la possibilité de les arrêter au passage par l'interposition d'un simple filtre d'ouate. En voyant les infusions fermentescibles se conserver indéfiniment et sans altération sous cet abri protecteur, Alphonse Guérin a eu le premier la pensée de faire l'application de cette précieuse propriété à la thérapeutique chirurgicale. C'est en 1871 que lui vint cette inspiration; les terribles événements qui se produisaient à cette époque avaient été suivis d'une telle mortalité parmi les opérés, qu'il dût recourir à un mode de pansement nouveau, et il trouva dans le pansement ouaté une protection efficace contre le milieu extérieur. Bientôt après (2) Lister réalisait les mêmes conditions de préservation des plaies par un autre mode de pansement.

Mais au point de vue qui nous occupe, il faut bien le reconnaître, la méthode antiseptique ne remplissait pas à beaucoup près toutes les indications. C'est dans le pansement d'A. Guérin seulement qu'on les trouve réunies, depuis surtout que son emploi a été

(1) Pasteur. Académie des sciences et Académie de médecine.
(2) Lister. On the anfiseptiques principes in the practise of surgery. British medical journal 1867, n° 351. Influence treatment in holme's system of surgery, 2e édit. London, 1871, vol, V, p. 517.

généralisé pour combattre certaines complications des fractures.

Les observateurs attentifs reconnurent en effet bientôt de nouveaux avantages à ce traitement.

M. Broca ayant ainsi traité des fractures irréductibles compliquées de plaies, fut frappé en levant l'appareil de la facilité avec laquelle s'était produite la réduction; il voulut alors en chercher la cause et après avoir analysé les diverses modifications qui peuvent se produire dans un membre soumis à la compression ouatée, il en arriva à conclure que la facilité de la réduction était due au désarmement des muscles, par suite de la diminution de l'afflux sanguin. Diverses expériences furent entreprises sous son inspiration pour constater la réalité de ce fait. Nous les avons trouvé signalées dans la thèse du D' Mouton (1) sur le traitement des fractures compliquées par le pansement ouaté. Sans vouloir rentrer dans le détail de toutes les expériences citées par cet auteur, expériences qui ont surabondamment prouvé la réalité de cette théorie, nous croyons utile cependant d'en rapporter les résultats.

Lorsque par une compression quelconque on diminue l'afflux du sang dans les muscles, on ne tarde pas à observer la diminution, puis la disparition complète, de leur pouvoir contractile.

Sur des élèves de son service à l'hôpital des cliniques, M. Broca a constaté que lorsque l'on appli-

(1) Mouton. Thèse de Paris, 1877.

quait la bande d'Esmarck sur le bras avec un degré de constriction suffisant pour empêcher l'afflux normal du sang dans le membre, la force de contractilité musculaire qui au début de l'expérience permettait au sujet de marquer 60 et plus au dynamomètre était réduite à 0 après 28 ou 30 minutes.

Les expériences faites avec la compression ouatée en conservant la liberté de la main permirent de constater les mêmes résultats. Il était facile de conclure que ces deux modes de compression élastique et ouatée produisaient physiologiquement les mêmes résultats, c'est-à-dire l'anémie du muscle et par conséquent son impuissance. On pouvait donc expliquer physiologiquement les exemples de réduction sous l'influence de l'appareil ouaté. Il présentait en même temps d'autres avantages sur lesquels nous aurons à revenir, et en particulier l'immobilisation des fragments.

De plus, lorsque un des fragments menaçait de perforer la peau, ou bien que la contusion avait déterminé une eschare des parties molles, qui pouvait faire craindre lors de sa chute la communication du foyer de la fracture avec l'air extérieur, l'application de l'appareil d'A. Guérin en empêchant l'accès des germes nocifs contenus dans l'air mettait la fracture dans les conditions d'une plaie sous cutanée.

La plupart des chirurgiens qui ont fait une application minutieuse de la méthode n'ont eu qu'à s'en louer, et il faut bien le reconnaître, les insuccès de ceux qui l'ont critiquée s'expliquent surtout par une application mal faite.

Indiquons donc, en quelques mots, quelles sont les conditions que réclame le pansement de Guérin, et l'ensemble de précautions dont il faut s'entourer pour attendre du pansement les bons résultats que nous venons d'indiquer.

On se sert de coton cardé en feuilles tel que le fournit le commerce ; mais il faut que ce coton n'ait jamais servi et n'ait pas séjourné dans les salles d'hôpital, qu'il soit vierge en un mot.

Le lavage du membre avec une solution phéniquée est une bonne précaution qui doit précéder l'application de l'appareil

On fait alors maintenir solidement la racine du membre par un aide, tandis qu'un autre est chargé de la réduction et de la contention de la fracture. Puis on applique de véritables bandes de coton roulées les unes sur les autres, de façon à tripler au moins le volume du membre. Le chirurgien commence ensuite à enrouler des bandes de toile autour de cet énorme cylindre. Il les serre lentement, sans secousses et avec une force croissante, de manière à donner au dernier tour tout le degré de constriction que sa force musculaire lui permet de développer.

Mais contrairement à la façon dont on applique habituellement l'appareil que nous venons de décrire, M. A Guérin recommande d'en commencer l'application par la racine du membre au dessus de la plaie des parties molles.

Cette manière de procéder, jointe au maintien de la réduction des fragments par les deux aides pendant toute la durée du placement de l'appareil, a pour but de conserver la réduction et l'immobilisation des fragments.

Nous trouvons dans le *Progrès Médical* du 18 janvier 1879 un article sur le pansement ouaté et les résultats obtenus par M, Guérin à l'Hôtel-Dieu pendant l'année 1876. Dans cet article MM. Ribemont et Weiss, internes du service, nous fournissent les indications suivantes : « Pendant que M. Guérin applique « les tours de bande au niveau et au-dessus de la « fracture, la main d'un aide en assure la contention. « La main est maintenue en place et ne se retire que « progressivement à mesure que l'immobilisation des « fragments est assurée par l'application de l'appareil. « C'est là une manœuvre assez difficile à exécuter, « mais indispensable. Si elle n'est pas faite avec soin « on s'expose à la formation d'un cal vicieux ou difforme. Néanmoins, avec un peu d'habitude, on « viendra à bout de cette difficulté, et en somme, « dans nos divers cas de fracture, nous avons toujours obtenu une consolidation régulière. »

La compression doit cependant être suffisamment énergique, et on reconnaît que l'appareil a été bien appliqué lorsqu'il donne à la percussion la sonorité du bois.

Les grands avantages qui résultent de cette méthode sont d'abord la température constante que l'appareil maintient autour du membre et que l'on ne peut obtenir avec les pansements fréquemment renouvelés.

La compression qui tout en étant énergique, ainsi que nous l'avons indiqué, est en même temps douce, grâce aux couches épaisses d'ouate qui protégent suffisamment le membre contre la pression des bandes. Elle est uniforme, l'ouate se moulant aussi bien sur les creux que sur les reliefs; enfin elle est permanente grâce à son élasticicité.

Il est un autre avantage bien important pour les fractures, c'est qu'alors même que la suppuration est abondante, on peut laisser l'appareil en place 15 jours et même davantage, circonstance bien importante au point de vue de l'immobilité de la fracture, et qui permet en même temps d'éviter au malade les douleurs qui accompagnent les pansements fréquemment renouvelés.

M. Broca attache une grande importance à ce que le pansement remonte assez haut au dessus de la solulution de continuité; c'est ainsi que pour une fracture de jambe il le fait commencer au milieu de la cuisse, ce qui la protége davantage et assure l'immobilisation de l'articulation en rapport de contiguïté avec le fragment supérieur en même temps que la contention.

Nous trouvons donc réunis dans le pansement ouaté plusieurs avantages.

L'immobilisation des fragments par l'épaisse cuirasse que forment les couches d'ouate superposées et fortement comprimées.

Deuxièmement l'action de l'air extérieur, source s i fréquente de complications lorsqu'elle agit sur le foyer d'une fracture, est prévenue par le filtre que constitue cette ouate et qui suffit, dit Pasteur, pour préserver et conserver indéfiniment sans altération les infusions fermentescibles.

Le professeur Broca, enfin, a établi les conditions physiologiques que cet appareil réalise pour permettre la réduction des fractures.

Telles sont les considérations qui indiquent dans le traitement des fractures le pansement ouaté pour combattre les nombreuses complications que nous allons passer en revue.

CHAPITRE II.

DU TRAITEMENT DES FRACTURES OUVERTES PAR L'APPAREIL OUATÉ.

Pendant que les chirurgiens français, envisageant d'une manière générale les divers accidents qui pouvaient compliquer les solutions de continuité des os, les réunissaient dans un chapitre commun sous la dénomination de complications des fractures, les chirurgiens anglais, au contraire, n'accordaient le nom de fractures compliquées qu'à celles dont le foyer se trouvait par suite d'une plaie, en communication avec l'air extérieur.

Nous n'avons pas la prétention de résoudre la question, et nous en rapportant à la description de la plupart de nos auteurs classiques, nous examinerons successivement, les diverses complications qui peuvent accompagner les fractures, en montrant les avantages qu'on peut retirer dans bon nombre de cas de l'application du pansement ouaté.

En première ligne, nous trouvons comme accident principal des fractures les plaies qui les mettent en communication avec l'air. Cet accident, est un des plus graves qui se puissent produire, à tel point qu'il avait déterminé les chirurgiens étrangers à établir deux grandes catégories de fractures, suivant qu'il y avait ou non intégrité des parties molles. On pourra juger du reste de l'importance de cette question par le rapide examen que nous allons faire des suites qu'entraîne cette lésion, conséquences que conjure efficacement l'application méthodique du procédé que nous défendons ici.

Lorsque la cause qui a produit la rupture des os, a été suffisante pour détruire les tissus périphériques, on observe bientôt après l'accident un écoulement de sang plus ou moins abondant et qui généralement s'arrête spontanément; mais non pas sans avoir produit dans la majorité des cas une infiltration de sang plus ou moins étendue dans les parties molles de la région. Les gouttelettes d'huile qui peuvent accompagner cet écoulement sanguin, indiquent le plus souvent, d'après les faits cités par Broca et Terrier, l'ouverture du canal médullaire. C'est dans ces cas surtout qu'on doit craindre, ainsi que l'a si bien établi M. Gosselin dans une récente discussion qui a eu lieu à l'Académie de médecine des complications d'ostéomyélite. C'est là une des plus redoutables complications qui peuvent succéder aux fractures ouvertes, car elle est le plus généralement suivie du redoutable cortége de l'infection purulente dont tous les chirurgiens ne connaissent que trop la funeste terminaison, malgré quelques observations contraires publiées par Sédillot. Les accidents peuvent revêtir des formes moins graves, mais qui n'en sont pas moins fâcheuses au point de vue de la marche de l'affection, nous voulons parler

de ces fusées purulentes qui envahissent le segment
du membre, décollant les interstices musculaires et
s'accompagnant des accidents généraux les plus
sérieux : de l'érysipèle, cette complication si fréquente des salles d'hôpitaux dans lesquelles l'encom-
brement crée des conditions hygiéniques toutes particulières.

Depuis longtemps déjà on avait cherché dans la
thérapeutique chirurgicale, un moyen de combattre
ou même de prévenir l'invasion de ces graves complications. Aux traitements antiphlogistiques, tels
que les cataplasmes qui étaient surtout employés il
y a quelques années, on a substitué les liquides
antiseptiques, tels que l'alcool et l'acide phénique. Les résultats étaient déjà meilleurs, mais
c'est seulement par l'emploi du traitement d'Alphonse Guérin qu'on a rempli toutes les conditions
nécessaires pour mettre le foyer des fractures à
l'abri de l'air, et réaliser ainsi les conditions déjà
cherchées depuis longtemps par un grand nombre
d'auteurs qui employaient l'occlusion par la baudruche et le collodion, comme Chassaignac, par
exemple.

Mais les conditions nouvelles introduites par le
pansement ouaté, telles que la compression égale et
la température constante, devaient lui donner en
définitive l'avantage. Introduit dans la pratique en
1871 seulement, il ne tardait pas à donner les meilleurs résultats dans le traitement des fractures ouvertes. Nous n'en voulons signaler qu'un cas que nous

résumerons brièvement, et qui est cité dans la thèse que Blanchard soutint un an après l'invention de la méthode. C'est un cas de fracture comminutive de l'extrémité inférieure de l'humérus et de l'olécrâne du côté gauche, à la suite d'une chute d'un premier étage sur le coude.

Obs. I (Blanchard).

Le nommé Ernest X..., 42 ans, est entré le 13 novembre 1878 à l'hôpital Saint-Louis, salle Saint-Augustin, n° 33.

Le même jour, il a fait une chute d'un premier étage sur le coude gauche. L'articulation est largement ouverte, l'olécrâne est broyé et l'extrémité inférieure de l'humérus est fracturée. Le fragment supérieur de l'humérus fait saillie à travers la peau.

L'artère humérale n'est pas lésée.

La fracture est réduite, l'avant-bras placé légèrement dans la flexion, et l'appareil ouaté est appliqué. La main, le bras, l'avant-bras, l'épaule et la partie supérieure du thorax sont enveloppés dans l'ouate.

Le bras est ensuite placé dans un hamac; le blessé se trouve très-bien et dit ne plus ressentir de douleur.

La quantité d'ouate employée est considérable, plus de 2 kilogrammes. Plus de 150 mètres de bandes.

Pilules d'opium de 0,05 centigrammes le soir.

14 novembre, matin, 80 puls. 37°. T. A. Soir, 100 puls. 37° T. A.

Le malade a dormi et n'a pas souffert.

Le 15 matin. 104 puls. 37°,2 T. A. Soir, 116 puls. 38°,8 T.A.

Le 16 matin. 104 puls. 37°,9 T. A. Soir, 104 puls. 38°,7. T.A.

Le malade a été agité ; nous apprenons alors que le malade a l'habitude de boire. Son agitation est due évidemment à l'alcoolisme.

Le soir, 2 pilules d'opium de 0,05.

Le 17 matin. 104 puls. 38° T. A. Soir, 104 puls. 38,°2 T. A.

La compression s'étant un peu relâchée, est rétablie par l'application de nouvelles bandes. Le pansement ne répand aucune odeur. Le blessé ne souffre pas et demande davantage à manger. Deux portions.

12 décembre. Premier pansement. Pus en petite quantité, de bonne nature. La plaie est rose; les bourgeons charnus sont turgescents; l'articulation ne paraît plus communiquer avec l'extérieur. La plaie est lavée avec de l'eau alcoolisée. L'appareil est rétabli.

7 janvier. Deuxième pansement. Plaie très-belle, en voie de guérison.

Le malade quitte l'hôpital Saint-Louis et suit M. Guérin à l'Hôtel-Dieu.

J'ai appris que ce blessé a parfaitement guéri. Il y a ankylose de l'articulation du coude. C'est un cas certainement dans lequel avant la connaissance de l'appareil ouaté, on n'eût pas hésité à faire l'amputation du bras.

Un des effets les plus remarquables de ce pansement, c'est l'absence de toute douleur, nous aurons l'occasion d'insister du reste sur ce point; mais en même temps, on constate une diminution considérable et même l'absence complète de toute fièvre traumatique. Lorsqu'elle existe, elle apparaît de bonne heure, mais se montre toujours très-modérée. D'après les observations consignées par C. Conor (1), dans sa thèse inaugurale, elle débute en général douze heures après l'opération et ne dépasse pas trois jours. — Il y a bien à rabattre un peu de cet optimisme exagéré des élèves de M. Alphonse Guérin, car dans nos observations, la durée de la fièvre traumatique a toujours été plus longue qu'ils ne l'indiquent, mais cependant l'élévation de la tempé-

(1) Conor. De la fièvre traumatique dans le pansement ouaté. (Thèse inangurale, 1873.)

ratupe n'a jamais été bien élevée. De plus, il faut bien le constater, malgré la gravité de la lésion que nous venons de rapporter, fracture comminutive communiquant avec une articulation, aucun accident n'est venu entraver la marche de la guérison, et la consolidation sous l'ouate s'est rapidement effectuée. Même alors qu'on se trouve en présence d'une fracture avec plaie, se compliquant de saillie à l'extérieur d'un des fragments, comme on l'observe fréquemment dans les cas de fracture de jambe, le pansement ouaté rend les mêmes services, comme le montre cette observation recueillie dans le service de M. Broca, et que nous devons à l'obligeance de M. Piedchaud, interne des hôpitaux.

OBS. II (Piéchaud.)

Le nommé Jault (Paul) âgé de 37 ans, menuisier, est entré le 30 septembre 1878, à l'hôpital Necker, salle Saint-Pierre, nº 30.

Cet homme a fait pendant son travail une chute de la hauteur d'environ 4 mètres, et il est tombé sur ses pieds. Il a d'abord perdu connaissance au dire de ceux qui ont assisté à son accident, et lorsqu'on l'a relevé on s'est aperçu qu'il avait la jambe droite cassée. Il est transporté à l'hôpital. Là, on a constaté qu'il existait chez cet homme une fracture siégeant au tiers inférieur de la jambe droite et portant sur les deux os. Une plaie existe à la partie antérieure de la jambe, siégeant au niveau de la solution de continuité des os et communiquant avec le foyer de la fracture. Les fragments font une saillie peu marquée, et on les réduit facilement. Le pansement ouaté est appliqué le jour même, les douleurs disparaissent dès le lendemain et la température ne s'élève pas à plus de 38º,2. C'est le 13 décembre, c'est-à-dire 21 jours après, qu'on enlève le pansement. La plaie déjà diminuée d'étendue bourgeonne et a le meilleur aspect; mais au milieu de cette plaie on voit le fragment inférieur former une saillie assez prononcée.

Le 15 décembre, M. Broca, pour remédier à cette direction vicieuse, applique la pointe de Malgaigne sur le fragment sail lant et dénudé. Cette application est facilement supportée san déterminer aucune douleur ni aucune action inflammatoire. A la fin de décembre, lorsqu'on enlève la pointe, le déplacement n'a plus aucune tendance à se reproduire, et le malade marche rapidement vers la guérison.

En laissant de côté l'absence de toute complication inflammatoire ou septique de la plaie, ce que nous avions déjà établi par notre première observation, nous voulons surtout appeler l'attention sur l'absence complète de phénomènes douloureux après qu'on a d'une façon régulière, appliqué le pansement ouaté. Notre malade, en effet, ne s'est jamais plaint de sa jambe fracturée. Ces jours derniers encore dans le même sercice, chez M. Broca, nous interrogions un malade atteint d'une double fracture de jambe portant sur les deux os de chacune d'elles, mais dont l'une, celle de droite compliquée de plaie, a été placée sous le pansement ouaté, tandis que celle de gauche qui est simple a été traitée par l'appareil de Scultet ; il nous a déclaré qu'il n'éprouvait aucune douleur dans la première et qu'il regrettait qu'on n'eût pas jugé utile de placer l'autre sous le même appareil.

Nous allons du reste rapporter ici l'histoire de ce malade, intéressante à plus d'un titre.

Obs. III (personnelle).

Le nommé Schuller (Mathieu), âgé de 30 ans, exerçant la profession de polisseur, est entré à l'hôpital Necker dans le service de M. le professeur Broca, salle Saint-Pierre, lit n° 47.

Le 26 février au matin cet homme était occupé à travailler auprès d'une meule mue par la vapeur et d'un diamètre de 1 mètre 60. Elle faisait environ, d'après les renseignements qu'il nous a fournis, 600 tours à la minute; par suite d'une circonstance fortuite la meule éclata et ses débris animés par la force centrifuge furent projetés avec violence dans l'atelier. Ses éclats l'atteignirent et déterminèrent chez lui des lésions multiples suivies de perte de connaissance et de saignement de nez ; immédiatement transporté à l'hôpital on constata chez cet homme les lésions suivantes :

La jambe gauche est fracturée au niveau du tiers moyen et la fracture intéresse les deux os, mais il n'existe aucune solution de continuité dans les téguments.

La jambe droite est atteinte à peu près au même niveau. On y constate également la mobilité anormale et la crépitation qui indiquent nettement qu'il existe aussi une fracture des deux os de ce côté-là.

On observe en même temps, sur la face interne du tibia, une plaie horizontale de 5 centimètres de longueur environ, plaie qui au moment de l'accident a été le siége d'un écoulement de sang abondant, et qui communique avec le foyer de la fracture.

L'interne de garde, appelé auprès de ce malade, lui fait aussitôt une occlusion avec la baudruche et le collodion. Les membres fracturés sont ensuite placés dans des gouttières afin d'en assurer l'immobilité. Il existe en même temps à la région frontale du côté droit une plaie s'étendant du sourcil à la racine des cheveux, et due aussi à un éclat de meule. La commotion cérébrale qui a été la suite de cet accident explique suffisamment la perte de connaissance qui s'est produite chez notre malade. Mais comme il eut en même temps un saignement de nez on craint une fracture de la lame criblée de l'ethmoïde, la marche ultérieure de l'accident n'a pas confirmé ces appréhensions.

Le 27 février, à la visite du matin, M. Broca voit le malade. Il fait placer la jambe gauche, dont la fracture est simple, dans un appareil de Scultet. Mais pour la jambe droite qui est atteinte de fracture des deux os avec solution de continuité des téguments, il trouve insuffisante la protection fournie par le pansement occlusif qui a été fait au moment où le malade a été apporté à l'hôpital. Pour prévenir les complications inflammatoires ultérieures qui pourraient survenir du côté de la plaie, il fait mettre immédiatement au malade un pansement ouaté, qui assure la contension de la fracture dont la réduction a été du reste facilement maintenue par quelques légers efforts de traction. Nous devons signaler chez ce malade l'existence de symptômes sur lesquels M. Broca appelle fréquemment l'attention de ses élèves. C'est, d'une part, l'écoulement d'huile par la plaie, indice certain de la communication de la plaie avec le foyer de la fracture, et d'autre part, l'existence d'un épanchement de liquide dans l'articulation du genou ; fait dont la fréquence dans les fractures de jambe a été récemment signalé dans la thèse de M. le Dr Bieulac.

Le lendemain et le surlendemain de l'application de l'appareil le malade a eu un mouvement fébrile assez prononcé, la température s'est élevée jusqu'à 29 degrés, mais elle n'a pas tardé à se rapprocher de la normale, et depuis lors elle oscille entre 37 et 38 degrés.

L'état général s'est conservé excellent et la sédation des symptômes douloureux a été tellement prononcée que le premier mars le malade, que nous interrogions, nous a déclaré ne ressentir aucune douleur dans le membre placé dans l'appareil ouaté et qu'il ressentait seulement quelques élancements dans le membre du côté gauche qui avait été traité par l'appareil de Scultet.

On laisse en place le pansement du côté droit, mais en levant le scultet pour examiner le membre du côté gauche, on constate une saillie tellement prononcée du fragment supérieur qu'on peut craindre qu'il perce la peau. Devant la difficulté qu'on éprouve à le réduire, M. Broca se décide le 12 mars à appliquer à 9 centimètres environ la pointe de Malgaigne, et il obtient par ce moyen la coaptation parfaite des fragments. Cette application n'est suivie d'aucun état fébrile et l'état général du malade continue à être très-satisfaisant.

Actuellement, le malade est toujours en traitement, mais la marche régulière de l'affection nous permet d'annoncer qu'on obtiendra sans aucun accident une consolidation normale.

Nous ne pouvons donner les résultats définitifs de ce malade, dont la jambe est encore placée sous son appareil ouaté, mais l'on peut voir par la marche de son affection combien ont été atténuées les graves complications que l'on pouvait craindre, en présence d'une lésion aussi sérieuse.

Dans aucun de ces cas, pas plus que dans ceux que nous avons recueillis chez M. A. Guérin, on n'a eu à constater les accidents habituels des plaies, tels que l'inflammation de la plaie, les fusées purulentes, l'érysipèle et la pyohémie ; et cependant tout devait faire craindre ces terribles accidents dans l'observation que nous rapportons, et qui ne s'en est pas moins heureusement terminée.

Obs. IV. — Fracture compliquée de la jambe.

C... (Jean), âgé de 41 ans, est charretier. Le 27 septembre 1876 il a été renversé par la voiture qu'il conduisait et qui ne pesait pas moins de 2000 kil., sa jambe gauche a été écrasée par une des roues.

Il est couché au n° 31 de la salle Saint-Antoine et l'interne de service constate les lésions suivantes :

Fracture de la jambe immédiatement au-dessous des condyles du tibia. Plaie étroite près de la tête péronéale, par laquelle s'échappe un jet de sang noir.

La jambe est infiltrée, la peau lisse, tendue et froide ; la pédieuse cependant bat encore ; sur les téguments une contusion énorme répond au passage de la roue ; dans l'articulation du genou on observe un épanchement énorme.

L'interne fait placer le membre dans une gouttière et fait le tamponnement provisoire de la plaie.

Le 28. M. Marchand, suppléant de M. Guérin, fait appliquer un appareil plâtré et pratique l'occlusion de la plaie, et ordonne l'application de vessies de glace sur le membre.

Le tégument contusionné se mortifie, et il s'établit une suppuration générale du sang infiltré. On incise les eschares et on applique des pansements antiseptiques : acide phénique, permanganate de potasse. Les eschares sont enfin complétement éliminées le 12 octobre. Le tibia est à nu sur une longueur de 4 centimètres, et la jambe reste tuméfiée au point d'égaler le volume de la cuisse.

Dès ce moment l'état général, qui jusque-là s'était maintenu, devient plus mauvais, et à partir du 18 octobre les symptômes s'aggravent chaque jour. Bientôt même on a lieu de redouter un phlegmon diffus de la cuisse.

Le 25. La peau prend une teinte subictérique, le malade éprouve de l'insomnie, de l'anorexie et de légers frissons.

Malgré toutes ces conditions défavorables M. Guérin, qui avait repris son service depuis le 16 octobre, se décide à appliquer le pansement ouaté.

A partir de ce moment tous les symptômes si graves que nous avons signalés s'amendent graduellement et finissent par disparaître.

8 novembre. M. Guérin fait enlever le pansement qui n'avait été appliqué que 14 jours.

Le membre est dégorgé, les bourgeons charnus recouvrent le tibia et la fracture présente un commencement de consolidation.

13 décembre. Nouveau pansement. Extraction d'une petite esquille qui s'est engagée à travers la plaie voisine de la tête du péroné. Le cal se prolonge manifestement jusqu'à l'articulation, ce qui ferait admettre que la fracture pénétrait dans l'articulation.

Quatre mois après, c'est-à-dire dans les premiers jours du mois d'avril suivant, notre malade partait en convalescence avec une cicatrice parfaite et une fracture bien consolidée.

Il nous a été donné d'observer, vers la même époque et dans le même service, un malade qui a retiré également les meilleurs bénéfices de l'application du pansement ouaté. Nous allons relater brièvement son histoire.

OBS. V. — Fracture compliquée de la jambe.

L... (Antoine), âgé de 32 ans, est entré dans la salle Saint-Antoine le 23 mai 1876 à 8 heures du soir et a été placé au n° 32.

Il présente une fracture du tibia gauche, au tiers inférieur, à trois travers de doigt au-dessus de l'articulation tibio-tarsienne. Le fragment supérieur fait issue à travers une plaie étroite, ce fragment est taillé en biseau très-aigu.

L'écoulement du sang par cette plaie a été assez abondant; il y a de plus une infiltration sanguine assez considérable et on constate de l'emphysème au voisinage du foyer de la fracture.

Le péroné est fracturé à son tiers supérieur.

M. Guérin réduit la fracture du tibia puis fait l'application de son pansement ouaté.

Malgré la gravité des lésions signalées le malade n'éprouve ni douleur, ni augmentation de température, ni mouvement fébrile.

Cet état satisfaisant se maintenant, M. Guérin laisse l'appareil en place plus longtemps qu'il ne le fait d'habitude, et c'est seulement le 20 juin, c'est-à-dire un mois après son application, qu'il se décide à l'enlever.

A ce moment l'on constate que la consolidation de la fracture est très-avancée, il n'y a ni chevauchement des fragments ni raccourcissement de la jambe qui est bien rectiligne. La plaie est cicatrisée, à l'exception d'un petit espace large comme une lentille qui est encore recouvert de bourgeons charnus.

On place alors le membre dans l'appareil de Scultet, puis on lui fait un bandage silicaté.

Le 4 juillet, 45 jours après son entrée dans le service, le malade sort guéri.

Ces quelques cas nous paraissent suffisants pour établir les avantages du pansement d'Alph. Guérin, et nous en tenant à la simple constatation des faits au point de vue clinique, nous nous abstiendrons d'entrer dans la discussion théorique au sujet de l'existence des germes, défendus par Pasteur, et qui est devenue le point de départ de la méthode de pansement qui nous occupe.

Mais ce dont nous ne pouvons nous dispenser de parler, surtout au point de vue pratique, c'est la surveillance attentive que nécessite le pansement ouaté pendant les jours qui suivent son application. Le thermomètre est le meilleur guide pour suivre l'évolution de la plaie cachée sous le pansement, car l'ascension brusque de la température vient dénoncer les moindres accidents dont elle peut devenir le siége. Nous n'avons pas à insister sur les précautions à employer dans son application, nous les avons déjà signalées au début de notre travail ; mais ce qu'il ne faut pas oublier, c'est de resserrer par quelques tours de bande l'appareil, alors que, par le tassement des couches d'ouate, le degré de la compression a diminué.

M. Alph. Guérin est d'avis qu'il faut habituellement laisser l'appareil en place pendant trois semaines environ. La pratique du professeur Broca, qui se base sur les conditions physiologiques de la consolidation des fractures, réduit à quinze jours la durée d'application du premier pansement. Ce laps de temps est suffisant, dans la majorité des cas, pour permettre à la plaie de bourgeonner et de former de véritables membranes granuleuses qui isolent le foyer de la fracture de toute influence nocive venue du milieu extérieur. De plus, à ce moment, l'exsudation plastique produite entre les extrémités des fragments a déjà commencé le travail de réparation, mais ce cal n'a encore acquis aucune consistance, et il est facile alors, si la fracture est mal réduite, de replacer les fragments dans leur direction normale et de les y maintenir par un appareil approprié. Souvent, il est vrai, il n'est pas nécessaire de recourir à de grands efforts pour obtenir la rectitude du membre, l'appareil ouaté réunissant au plus haut degré les conditions favorables à la réduction des fragments. Quelle est, en effet, la grande cause de dé· placement et d'irréductibilité des fragments? C'est, comme l'a dit Malgaigne, l'action de la contractilité musculaire. Pour la combattre efficacement, le meil· leur moyen est la compression élastique que donne le pansement ouaté. Les expériences de M. Broca, rapportées dans la thèse de Mouton, ont établi d'une façon indiscutable la réalité de ce fait, en s'appuyant sur des considérations physiologiques. La compression du membre diminue l'afflux du sang dans toutes ses parties et, par conséquent, amène l'anémie relative du système musculaire qui a pour résultat immédiat d'affaiblir la puissance de contractilité, comme le prouvent les expériences faites après l'application de la bande d'Esmark.

Les faits suivants, empruntés à la même thèse, en sont un exemple remarquable.

Obs. VI (Mouton).

Dubus (Edmond), garçon d'écurie, âgé de 50 ans reçoit un coup de pied de cheval sur la partie inférieure et interne de la cuisse droite. On l'appprte à la clinique à sept heures du matin, le 21 avril 1875. L'interne de service reconnaît une fracture du fémur, dont le trait est très-oblique de haut en bas et de dehors en dedans. Le foyer de la fracture siégeait à 10 ou 12 centimètres au-dessus de l'articulation. Il y avait un chevauchement considérable.

Le fragment supérieur fortement projeté en bas et en dedans a embroché le triceps et perforé le tégument cutané à la face interne

Le fragment inférieur porté en dehors fait saillie sur le bord externe de la région poplitée.

Le raccourcissement est de 6 centimètres.

D'ailleurs on constate tous les signes de la fracture de la cuisse. On rencontre de grandes difficultés de réduction qui provenaient surtout de la masse puissante des adducteurs. Les tractions les plus énergiques n'amènent qu'un allongement de 2 centimètres. Désireux de montrer la fracture à M. Broca, l'interne n'insista pas davantage sur ces manœuvres et se contenta d'appliquer un simple pansement à l'ouate. L'appareil fut, comme il convient, appliqué à la racine du membre, et par le seul fait de cette application le raccourcissement se trouva partiellement réduit.

Frappé de ce premier résultat, M. Broca, lors de sa visite, fit appliquer une nouvelle couche d'ouate, et fit élever la compression à l'aide de nouvelles bandes, et autant qu'on en peut juger extérieurement, la réduction fut complète. Ce premier appareil ut laissé en place trente jours. Quand on le leva, la plaie était cicatriése; le raccourcissement insignifiant : 1 et 1/2 à 2 centim., mais le fragment inférieur basculait encore un peu en arrière. Le même pansement fut alors réappliqué et la consolidation fut complète le 50° jour.

Le malade sortit le 28 juillet 1875 ne boitant pas.

Nous venons d'établir, avec quelques observations à l'appui, les avantages que donne le pansement ouaté pour conjurer les accidents des plaies qui compliquent les fractures et favoriser leur réduction. L'amendement des phénomènes douloureux qui suit son application a encore pour résultat immédiat de faire disparaître les spasmes musculaires que Malgaigne signale comme fréquents dans les fractures de jambe. Nous n'en avons trouvé, en effet, aucun cas chez les malades traités par cette méthode. Nous aurions voulu apporter quelques faits pour établir que la protection fournie par l'ouate aux fragments osseux dénudés dans certaines fractures compliquées, avait pour résultat de diminuer la fréquence de la nécrose. Bien que nous n'ayons à citer aucun fait à l'appui, on peut, croyons-nous, sans trop s'avancer, supposer qu'en mettant ces fragments à l'abri de l'air, en leur évitant ainsi toute cause d'irritation, on favorise le travail ostéogénique du périoste, travail qui doit avoir comme conséquence d'empêcher jusqu'à un certain point la mortification du tissu osseux.

Il est une autre condition que réalise au plus haut degré ce pansement, et qui a été cherché de tout temps par les chirurgiens; nous voulons parler de l'immobilisation des fragments.

Lorsqu'il a été bien appliqué, l'appareil d'A. Guérin constitue un tout homogène dont la compression élastique maintient exactement appliquées les parties qu'il enveloppe, et c'est là même, croyons-nous, la cause principale de l'absence de toute douleur qu'on observe chez les malades. Du reste, la marche des fractures compliquées de plaies sous l'ouate démontre bien la coaptation parfaite des fragments; car, lorsqu'au bout de quinze jours ou trois semaines on enlève l'appareil, on constate généralement un travail de réparation déjà notablement avancé, bien que le cal n'ait pas encore acquis une consistance suffisante pour empêcher un redressement plus parfait, si des conditions particulières avaient empêché tout d'abord d'obtenir la rectitude du membre. Nulle part on ne trouve signalée comme cause de pseudarthrose l'application de cette méthode. C'est bien là un argument puissant en faveur de l'immobilisation complète qu'elle permet d'obtenir.

Lorsqu'au bout de quinze jours on enlève le premier appareil, la plaie surtout, si elle était étendue et que la fracture fût composée de plusieurs fragments, peut se trouver dans des conditions qui nécessitent la continuation du même traitement. D'abord la réparation des tissus peut n'avoir pas été suffisante pour fermer le foyer de la fracture; il faudra encore, par conséquent, user des mêmes précautions pour la mettre à l'abri de l'air; d'autres fois, les fragments dont on avait aisément obtenu la réduction, grâce à la compression obtenue par l'appareil, se déplacent de nouveau lorsqu'on la supprime.

La douleur, la suppuration abondante peuvent encore être des indications qui nécessitent la réapplication du pansement ouaté. Généralement on n'aura pas besoin de le laisser en place aussi longtemps : après une quinzaine de jours on pourra lui substituer des appareils permettant une contention plus parfaite ; mais on ne doit y avoir recours qu'alors que toute crainte de complications aura disparu.

Cependant quels que soient les avantages du pansement ouaté, il ne met pas toujours à l'abri de toutes les complications des plaies, et dans la statistique de M. Guérin nous avons trouvé rapportée l'observation d'un malade qui a succombé aux atteintes du tétanos.

Obs. VII (1). — Fracture compliquée ; tétanos ; mort.

Fichaud (Marie), 40 ans, entrée le 18 octobre 1876, salle Saint-Maurice, nº 12.

Fracture communicative de l'extrémité supérieure du tibia et du péroné droit. Plaie étroite communiquant avec le foyer de la fracture, contusion extrêmement violente de toute la jambe, plaies contuses de la jambe gauche, sans fracture, membre placé d'abord dans des gouttières sous des vessies de glace, puis l'état général devenant mauvais, M. Guérin se décide à se servir de son pansement qui est appliqué le 25 octobre ; l'état général s'améliore ; de 40° la température tombe à 38°, 5.

Le 9 novembre trismus, tétanos généralisé, mort le 10 novembre.

(1) Guérin. Progrès médical.

Brissay.   3

Ce doit être cependant un accident des plus rares, et c'est le seul cas que nous ayons pu trouver. Nous avons du reste dans le thermomètre un guide sûr pour nous renseigner sur l'état de la plaie; l'application de l'appareil ouaté ayant mis la fracture compliquée dans les conditions d'une véritable fracture sous-cutanée, la marche de la température doit être sensiblement égale à ce qu'on observe dans ce dernier cas. Or, on le sait, quelle que soit l'étendue de la solution de continuité des os, même alors qu'il y a plusieurs fragments, tant qu'il y a intégrité des téguments, la courbe thermométrique oscille autour du chiffre normal de 37°. Il doit en être à peu près de même lorsque la fracture ouverte a été placée sous l'ouate, c'est à peine si une légère élévation d'un degré vient montrer l'existence de la suppuration ; aussi lorsque la température s'élève au-dessus de 39° on doit prévoir des complications, et il est indiqué alors de lever l'appareil, d'examiner directement les parties malades afin de faire face aux nouvelles indications qui se sont produites.

Il ne faudrait cependant pas attacher une trop grande importance à une élévation assez notable qui se produirait le premier jour de l'application de l'appareil, élévation qui pourrait tenir aux conditions antérieures dans lesquelles se trouvait la plaie, car on la voit bientôt s'abaisser progressivement et osciller ensuite pendant la durée du traitement entre 37° et 38°.

De plus les conditions particulières dans lesquelles

s'est produit l'accident, les traumatismes qui ont pu atteindre divers organes, parmi lesquels il importe de citer les viscères abdominaux et le système nerveux central, sont bien suffisants [pour expliquer au début les irrégularités de la courbe thermométrique. Mais il n'en faut pas moins suivre tous les jours les indications que peut fournir la température, car elle seule supplée à l'absence de renseignements fournis par l'examen direct de la plaie.

On pourrait bien, il est vrai, tirer de la douleur quelque caractère, mais c'est un signe trop infidèle pour pouvoir servir d'élément lorsqu'il s'agit d'établir un diagnostic précis.

Les variétés individuelles en effet sont très-considérables en la matière. Tandis qu'on voit des individus atteints de fractures même comminutives supporter sans aucune douleur des explorations répétées, on voit à côté, des sujets nerveux et en particulier des femmes, ressentir les plus vives douleurs au moindre mouvement que l'on veut imprimer à leurs fragments. D'une manière générale, cependant, on peut dire qu'après l'application de l'appareil ouaté, quelles que soient les idiosyncrasies, on voit les phénomènes douloureux s'amender d'abord, puis disparaître bientôt.

Examinons quelles sont les conditions particulières qui dans le pansement dont nous nous occupons favorisent l'amendement des symptômes douloureux.

Nous croyons qu'on peut le rapporter à plusieurs causes : d'une part, la compression douce et régulière

exercée sur le segment de membre fracturé, en diminuant l'afflux sanguin, doit avoir pour conséquence
immédiate une atténuation des phénomènes inflammatoires et une irritabilité moindre du système nerveux. Nous n'avons pas besoin d'insister sur ce fait.
Tous ceux qui se sont occupés d'histologie savent
bien que lorsqu'on veut recueillir quelques gouttes
de sang, après avoir fortement congestionné un doigt
avec un lien constricteur, en diminuant ainsi l'apport
de l'influx nerveux, la piqûre est à peine sentie des
malades.

L'égalité de température qui règne sous l'appareil
ouaté nous paraît encore, à juste titre, invoquée pour
expliquer la diminution de la douleur. Il est un fait
expérimental sur lequel nous ne pouvons guère donner d'explication physiologique, mais que nous avons
pu maintes fois constater, non-seulement sur les
autres, mais sur nous-mêmes : lorsqu'on est atteint
d'une affection inflammatoire même superficielle,
sous l'influence de l'action émolliente d'un cataplasme
à une température assez élevée, on éprouve rapidement une certaine détente dans les phénomènes de
tension douloureuse dont la partie enflammée est le
siége. Mais sans vouloir continuer plus loin l'examen
des diverses causes qui peuvent contribuer à atténuer
la douleur dans les fractures compliquées placées sous
l'appareil d'A. Guérin, nous pouvons dire, qu'à notre
avis, c'est surtout par l'immobilisation parfaite, obtenue par ce procédé, qu'on arrive à ce résultat. Ne
voyons-nous pas, en effet, que lorsqu'on place un

membre fracturé, soit dans l'appareil de Scultet, soit dans la gouttière plâtrée, les malades accusent bientôt un soulagement considérable dû à l'immobilisation parfaite des fragments osseux, qui ne viennent plus irriter les parties voisines. C'est là, croyons-nous, la principale raison qu'on doit invoquer pour expliquer le bien-être qu'accusent généralement les blessés lorsque leur membre a été entouré d'épaisses couches d'ouate et fortement comprimé.

CHAPITRE III.

DU PANSEMENT OUATÉ CONTRE CERTAINES COMPLICATIONS DES FRACTURES SANS PLAIES.

Nous venons d'examiner les cas graves de complications des fractures qui trouvent dans l'appareil ouaté un moyen de protection efficace pour les garantir contre les accidents si fréquents et si dangereux qui accompagnent les solutions de continuité des os exposés aux influences nocives du milieu extérieur.

Mais il importe d'envisager, à côté de ces cas, certaines variétés de fractures qui bien que moins graves ne sont pas moins avantageusement traitées par l'appareil ouaté. Nous parlerons tout d'abord de ces fractures fréquentes, surtout au membre inférieur, et dans lesquelles les fragments osseux, sous l'influence de la cause fracturante et de l'action musculaire, ont subi un déplacement tellement prononcé que leur réduction devient difficile, parfois même impossible sous les seuls efforts du chirurgien.

C'est surtout dans les fractures de jambe qu'on voit se produire cette complication, et l'on observe une telle saillie de l'un des fragments, que la peau distendue et amincie menace de se perforer et de compliquer ainsi une fracture simple en une fracture dont le foyer communique avec l'extérieur. Souvent l'application d'un simple appareil de Scultet ou d'une gouttière plâtrée suffit à la réduction ; mais lorsque la perforation de la peau devient trop menaçante, c'est dans l'appareil ouaté seul que nous trouverons un moyen suffisant pour prévenir les accidents consécutifs. L'observation suivante recueillie dans le service de M. Broca en est un exemple manifeste.

Obs. VIII (personnelle).

Le nommé Houzai, âgé de 64 ans, est entré le 29 décembre 1878 à la salle Saint-Pierre, lit n° 45.

En descendant d'un tramway il avait été renversé par une voiture venant en sens inverse, et dont une des roues lui a passé sur la jambe gauche.

L'examen de ce malade fait presque aussitôt après son entrée permet de constater l'existence d'une fracture des deux os de la jambe droite, fracture caractérisée par la déformation du membre, la mobilité anormale, la crépitation et une douleur excessive.

La solution de continuité du péroné siége au même niveau que celle du tibia, mais on trouve que sur ce dernier os il existe un fragment intermédiaire. La région est notablement tuméfiée sans qu'il y ait cependant aucune altération de la peau. La réduction des fragments déplacés s'obtient difficilement, mais comme il n y a aucun danger immédiat on se contente de placer le membre dans l'appareil de Scultet !

Les jours suivants, en renouvelant le pansement, on s'aperçoit que le fragment inférieur devient de plus en plus difficile à réduire, et que son extrémité terminée en pointe fait sous la peau une forte saillie qui en fait craindre l'ulcération. A cette époque il existe sur le tiers inférieur du membre quelques phlyctènes sanguinolentes, et on trouve dans l'articulation du genou un léger épanchement de liquide, caractérisé par le choc de la rotule sur les condiles fémoraux, lorsqu'on a pris soin de refouler ce liquide dans l'articulation avec les deux mains appliquées au-dessus et au dessous.

En présence de l'irréductibilité de ce fragment, et de la possibilité de voir la fracture se compliquer de plaie des téguments, M. Broca fait appliquer le 12 janvier l'appareil ouaté. Il est très-bien supporté par le malade qui déclare ne plus ressentir aucune douleur dans le membre fracturé.

Il est laissé en place pendant 23 jours, et lorsque on l'enlève le 4 février 1879, on trouve une modification très-heureuse de l'état local.

Le fragment intermédiaire du tibia est beaucoup moins mobile et ne bascule plus à la moindre pression comme il le faisait auparavant. Quant au fragment inférieur dont la pointe menaçait les téguments, il est presque complétement réduit, il ne forme plus qu'une légère saillie au niveau de laquelle on trouve la peau saine et nullement distendue. Toute crainte d'ulcération a donc disparu de ce côté, et il n'y a même pas d'adhérence avec les parties molles.

Il existe déjà un degré de consolidation assez avancé, bien que le cal n'ait pas encore atteint sa consistance normale, mais il y a suivant l'épaisseur du fragment inférieur un léger déplacement qui détermine une rotation de l'axe de la jambe, rotation qui a pour effet de porter le pied en dedans. Le membre est replacé dans l'appareil de Scultet où il achève sa consolidation, sans aucun accident.

Nous avons revu le malade dans le courant de mars; le membre est dans la rectitude normale, il existe un très-faible raccourcissement et on sent encore une légère saillie du fragment inférieur, mais sans que ces conditions paraissent entraver son fonctionnement régulier.

Cette observation nous prouve, qu'alors même que par suite des conditions défavorables de la fracture on a tout lieu de craindre une solution de continuité des parties molles, on peut trouver dans l'appareil ouaté non-seulement un moyen de prévenir les accidents qui suivent les fractures compliquées de plaies, mais encore d'éviter cette fâcheuse terminaison. Nous devons reconnaître cependant que malgré le désarmement des muscles produit par l'application méthodique de la compression ouatée, il est certaines formes de fractures dont on ne peut obtenir la réduction. C'est dans ces cas que nous avons vu appliquer avec le plus grand succès dans le service de M. Broca la pointe de Malgaigne qui permet d'obtenir la coaptation la plus parfaite, quelle que soit la variété de fracture à laquelle on a affaire. C'est sur le fragment irréductible qu'on doit l'appliquer, mais à une certaine distance du foyer de la fracture, afin de ne pas la mettre en communication avec l'air.

Il en est tout autrement lorsque c'est pour guérir une pseudarthrose qu'on applique la pointe. Car alors c'est dans le foyer même de la fracture qu'il faut l'enfoncer. Chose remarquable, bien que l'on ne s'occupe d'aucune précaution spéciale dans le traitement, soit appareil ouaté, soit pansement antiseptique, on ne voit jamais survenir aucune complication, et alors même qu'il persistait quelques phénomènes douloureux on les voit disparaître aussitôt.

Mais nous n'avons pas à nous étendre ici sur les remarquables résultats que nous avons pu observer dans l'emploi de cette méthode ; l'étude de l'appareil ouaté doit seul nous occuper.

Une des circonstances dans lesquelles il est le plus particulièrement indiqué, c'est lorsqu'il s'agit de fractures de causes directes accompagnées de contusion des parties molles et d'épanchement sanguin.

Si on est appelé au moment de l'accident, on ne

constate qu'une fracture simple sans aucune plaie, mais par suite du traumatisme qu'ont subi les parties molles on est exposé à voir se former une eschare qui, lorsqu'elle se détachera. ouvrira le foyer de la fracture et la transformera en fracture compliquée, dans le sens du moins qu'y attachent les auteurs anglais. C'est surtout lorsqu'on se trouve en présence de ces cas que l'application faite de bonne heure du pansement ouaté permettra d'éviter tous les accidents qui pourraient succéder à la chute de l'eschare.

En effet, sous la protection que lui fournira l'ouate, la plaie protégée contre toute influence fâcheuse pourra bourgeonner à son aise, et lorsqu'on enlèvera l'appareil une membrane granuleuse de nouvelle formation aura isolé le foyer de la fracture qui sera mis de cette façon à l'abri de toute complication ultérieure.

Lorsque la fracture a été accompagnée d'un épanchement sanguin très-considérable, on pourra avec avantage, en suivant les conseils donnés en pareil cas par Jarjavay, évacuer ce liquide par une simple ponction, en ayant bien soin toutefois de comprimer très-exactement la tumeur sanguine pour que son contenu puisse s'échapper à l'extérieur sans permettre pour cela l'accès de l'air dans la cavité hématique.

Il est des circonstances que nous ne devons pas passer sous silence, et dans lesquelles on ne peut réaliser les conditions favorables à l'évacuation de ces collections sanguines : c'est lorsque le sang a subi un degré assez avancé de coagulation. Nous nous abstiendrons de tout commentaire sur les conditions favorables et sur les circonstances particulières qui président dans quelques cas à cette coagulation du sang ; les données de la physiologie sont encore trop incertaines à cet égard ; mais quoi qu'il en soit, lorsque ces épanchements sont assez considérables pour détendre la peau et en altérer la vitalité, ils ne tardent pas à se faire jour à l'extérieur et deviennent alors pour les fractures le point de départ de graves complications.

Nous en trouvons un exemple frappant dans l'observation suivante que nous avons recueillie dans le service du professeur Broca.

Obs. IX (personnelle).

La nommée Demoiseau (Marie), âgée de 57 ans, passementière, est entrée à l'hôpital Necker, le 3 février 1879, salle Sainte-Marie, n° 4.

En descendant d'un omnibus, elles est tombée et une voiture lui a passé sur la jambe. A son arrivée à l'hôpital elle est dans un état demi-comateux, dû à la commotion cérébrale qui a suivi sa chute ; aussi est-il fort difficile d'obtenir d'elle des renseignements précis sur les circonstances qui ont accompagné son accident.

Le lendemain, à la visite du matin, M. Broca constate chez cette malade l'existence d'une fracture du tibia de la jambe droite siégeant immédiatement au-dessus de la malléole, et accompagnée d'un gonflement considérable avec infiltration sanguine. Les téguments ont été fortement contusionnés au niveau de la fracture et on trouve une véritable eschare à la face interne de la jambe.

M. Broca fait sur cette eschare une ponction pour évacuer l'épanchement de sang, mais comme il est déjà en partie coagulé

on ne peut en obtenir qu'une très-faible quantité qui ne fait pas
diminuer le gonflement du membre. En présence d'une contusion aussi forte des parties molles et de la mortification de la
peau dans une certaine étendue, ce dont on s'assure facilement
par l'insensibilité dont elle est le siége, il est à craindre qu'à la
suite de l'inflammation éliminatrice, le foyer de la fracture ne
communique avec l'air extérieur. Pour obvier à ce danger,
M. Broca fait appliquer immédiatement un appareil ouaté.

Nous devons signaler chez cette malade une complication due
à la commotion cérébrale produite par la chute; c'est un certain
degré d'aphasie qui a du reste disparu les jours suivants. Mais
le ralentissement du pouls est bien venu démontrer l'existence
de la commotion. Nous n'insisterons pas sur les caractères particuliers qu'il a pu présenter, car il n'a trait que très-indirecte-
ment à notre sujet.

Après l'application de l'appareil ouaté, il y a eu chez notre
malade un amendement considérable de la douleur. Les deux
premiers jours, la température a dépassé 38°, puis elle est reve-
nue à la normale oscillant entre 36°,8 et 37°,5.

Le 20 février, c'est-à-dire dix-sept jours après l'accident, on
enlève l'appareil ouaté. Les parties mortifiées que nous avons
signalé au niveau de la fracture sont en partie détachées et bai-
gnent dans le pus. M. Broca fend l'eschare dans toute sa longueur
avec des ciseaux, et portant le doigt au fond de la plaie il constate que le foyer de la fracture est désormais soustrait à
l'action de l'air. Il sent très-nettement le siége de la solution
de continuité qui est environ à 6 centimètres au-dessus de la
malléole interne. La plaie est ensuite lavée à l'alcool phéniqué,
et le membre replacé dans un appareil ouaté. On l'y laisse jusqu'au 1er mars. Ce jour-là on l'enlève à cause de l'odeur qui se
répandait. La consolidation est en bonne voie, les fragments qui
du reste n'avaient aucune tendance au déplacement présentent
un certain degré d'immobilité, et la plaie qui bourgeonne très-
bien commence à diminuer d'étendue; on se contente alors de
placer le membre dans une gouttière qui en assure l'immobilité
et permet de renouveler plus fréquemment son pansement avec
l'alcool phéniqué et la charpie.

Grâce à ce traitement, la plaie marche rapidement vers la

cicatrisation, les bourgeons charnus deviennent exubérants et on est même obligé de les réprimer avec le nitrate d'argent.

Le 24 mars nous avons revu la malade ; la plaie est presque cicatrisée et la consolidation achevée.

Cette fracture qui paraissait simple au moment de l'accident, sans aucune communication avec l'air, est devenue, par le fait de l'épanchement sanguin, le point de départ d'une eschare et plus tard d'une suppuration profonde qui eût pu devenir une source d'accidents graves si l'on n'avait pas eu recours au pansement ouaté.

Nous pourrions multiplier ces exemples de complication des fractures terminées heureusement grâce à l'application de l'appareil ouaté. Nous nous bornerons à cet exposé, mais nous voulons faire remarquer un autre avantage qui, bien que minime, ne paraît pas avoir appelé suffisamment l'attention des observateurs, nous voulons parler de ces cas dans lesquels une plaie des membres, et en particulier de la jambe, tels que les ulcères variqueux ou autres, rend difficile l'application de tout appareil contentif. Il est difficile en effet, sans compromettre la consolidation de la fracture, de renouveler tous les jours un appareil de Scultet pour panser un ulcère qui aurait du reste déjà à souffrir de la compression irrégulière des coussins et des attelles qui composent cet appareil.

Une gouttière plâtrée ne saurait non plus convenir dans un grand nombre de cas ; beaucoup d'ulcères en effet peuvent envahir la plus grande partie du membre, et on ne pourrait songer, malgré les opinions émises par M. Labéda (de Toulouse), à les traiter par les applications topiques du plâtre. D'autant plus qu'au point de vue de la consolidation des fractures il est important de rechercher la cicatrisation des ulcères, car il résulte de certains travaux faits surtout en Allemagne, et qui nous ont été communiqués par M. Hennequin, que les ulcères de jambe retardent la consolidation des fractures. Les expériences faites à ce sujet sur des pigeons nous paraissent, il est vrai, peu concluantes, mais nous avons trouvé dans le traité des fractures de Malgaigne, et dans celui plus récent de Gurlt, quelques exemples de malades atteints d'ulcères de jambes et dont les fractures ont éprouvé des retards de consolidation assez notables.

Nous n'avons pas été à même d'observer des faits de ce genre, les malades atteints d'ulcères de jambes ont rarement des fractures des membres inférieurs. Les difficultés qu'ils éprouvent dans la marche, la gêne et la douleur qu'ils ressentent, les rendent plus circonspects et font qu'ils s'exposent beaucoup moins aux causes habituelles des traumatismes. Nous avons vu cependant chez M. le professeur Broca un fait qui, bien que sortant un peu de notre sujet, montre les avantages qu'on peut retirer de l'appareil ouaté dans le cas que nous venons d'énumérer. Aussi en dirons-nous seulement quelques mots.

Il s'agit d'un homme de 60 ans environ, atteint d'une fracture du col du fémur du côté droit, qui présentait deux vastes ulcères ayant détruit la plus grande partie de la peau de l'extrémité inférieure de la jambe. On ne peut à cause de cette compli-cation appliquer l'appareil à extension continue qui rend habituellement de si grands services; mais comme il fallait remédier au raccourcissement con-sécutif à la fracture, M. Broca décida de faire ap-pliquer l'appareil de M. Hennequin, appareil qui fait l'extension au moyen d'un pansement ouaté en-veloppant tout le membre à demi fléchi et auquel on suspend des poids que l'on peut porter à 5 et 6 kilogrammes.

Par ce procédé on a obtenu en même temps que la diminution du raccourcissement une consolidation complète, et lorsque le 14 mars, 40 jours environ après l'application de l'appareil, on a constaté l'état des ulcères, on a pu s'assurer qu'ils étaient déjà en grande partie cicatrisés.

Nous insistons tout particulièrement sur cet avan-tage de l'appareil ouaté qui répond, dans des cas rares il est vrai, mais qui peuvent se présenter, à l'indication spéciale de l'immobilisation d'une fracture, malgré les plaies anciennes qui comme les ulcères peuvent gêner l'application des appareils contentifs.

Les considérations que nous venons de présenter nous paraissent plaider suffisamment en faveur de l'emploi de l'appareil ouaté pour combattre certaines complications des fractures.

Nous avons cité dans notre travail un certain nombre d'observations qui démontrent tous les avan-tages de la méthode. Cependant un certain nombre d'objections ont été faites; d'abord, a-t-on dit, l'application du pansement de Guérin retarde la consolidation osseuse. Nous ne croyons pas, pour notre part, à cette influence fàcheuse; dans les cas qu'il nous a été donné d'observer, jamais nous n'avons eu à constater rien de semblable. Quelle raison physiologique en effet pourrait-on invoquer pour expliquer ce retard dans le travail d'ossification?

L'immobilité du membre est parfaitement assurée et l'anémie relative produite par la compression élastique de l'ouate n'empêche nullement l'exsudation plastique de se produire entre ces deux fragments aussi bien aux dépens des parties molles périphériques que des fragments osseux divisés. Le travail de formation si bien décrit par M. Gosselin dans ses cliniques chirurgicales de l'hôpital de la Charité, et qui a pour but de constituer les éléments du cal extérieur et du cal interfragmentaire, s'opère tout aussi régulièrement dans ces conditions.

Du reste, l'inconvénient qu'on objecte à l'emploi de l'appareil d'A. Guérin est bien largement compensé par les avantages qui résultent pour le malade atteint de fractures compliquées de plaies, en étant ainsi soustrait à tous les accidents fâcheux qui résultent habituellement de la communication avec l'air du foyer de la fracture. De plus, suivant la pratique de M. Broca, on enlève au bout d'une quinzaine de jours la couche protective d'ouate, parce qu'alors une membrane granuleuse de nouvelle formation a isolé la solution de continuité des os. A cette époque, la fracture est replacée dans un appareil de Scultet, on se retrouve dans les conditions de consolidation normale,

Nous ne saurions donc voir dans cette objection, qui est une des plus graves que l'on ait faite à l'emploi de ce mode de pansement, une contre-indication suffisante pour le faire rejeter.

Nous avons assez insisté, à diverses reprises, sur les conditions d'immobilité qu'il réalise et sur la facilité à suivre avec le thermomètre les complications qui peuvent se montrer du côté de la plaie pour que nous n'ayons pas à produire de nouveaux arguments pour la défendre contre les attaques dont il a été l'objet sur ces divers points. Mais nous voulons aussi montrer que les autres moyens de traitement employés contre les complications que nous avons étudiées sont bien loin de donner des résultats aussi avantageux, et qu'il y a un véritable progrès chirurgical dans l'emploi de la compression ouatée.

La gouttière en fil de fer dans laquelle on plaçait autrefois les membres atteints de fracture compliquée afin de pouvoir surveiller la plaie et renouveler son pansement avait le grand inconvénient d'immobiliser imparfaitement les fragments, en même temps que la plaie se trouvait insuffisamment protégée contre l'air extérieur qui communiquait librement avec le foyer de la fracture.

La gouttière plâtrée, qui a remplacé la précédente dans la pratique de beaucoup de chirurgiens, donne difficilement un moyen d'action suffisant sur les fragments lorsque par suite de la cause vulnérante ou de l'action musculaire la réduction et la contention sont difficiles.

L'appareil de Scultet peut, dans ces cas, rendre de plus grands services, mais lorsqu'il existe une plaie son application est si difficile qu'on est obligé de renoncer à l'employer. La suppuration de la plaie exige des pansements fréquents, on serait obligé de renouveler trop souvent son application, ce qui produirait le déplacement de fragments essentiellement nuisibles au travail de consolidation.

Lorsque l'un des fragments menace de perforer les téguments, nous ne voyons, à l'exception toutefois de la pointe de Malgaigne, aucun appareil capable de protéger au même degré les parties molles et d'en prévenir l'ulcération.

Quand la fracture s'accompagne d'un gonflement considérable, l'application des appareils inamovibles devient bientôt insuffisante lorsque le volume du membre diminue et que les fragments, insuffisamment maintenus, ne sont plus convenablement immobilisés. Si les appareils sont appliqués immédiatement après l'accident, le volume du membre n'est pas encore modifié, mais comme il tend à se produire ultérieurement, il peut se produire une compression suffisante pour déterminer de graves accidents. Nous rappelons, en particulier, les cas de gangrène dont on trouve rapportés de si nombreux exemples à la suite d'appareils prématurément posés et trop serrés, et c'est surtout lorsque l'on pratique à la campagne et que l'éloignement des malades ne permet pas de les revoir tous les jours après que l'on a posé l'appareil qu'on voit surtout se produire cette grave complication.

Avec l'appareil de Guérin on n'a rien de semblable à redouter, la compression douce et élastique de l'ouate se prêtant aussi bien aux modifications qui lui sont imposées suivant les cas par l'augmentation ou la diminution du membre sans que pour cela l'immobilité des fragments soit en rien compromise.

Lorsqu'il y a un épanchement sanguin consécutif à la fracture, on comprend aisément que nul autre mode de traitement ne peut remplacer la compression pour en faciliter la résorption.

Il est des cas dans lesquels le traumatisme qui a produit la solution de continuité des os a déterminé en même temps une contusion des parties molles tellement prononcée qu'il en résulte une mortification plus ou moins étendue et, par suite, une eschare qui, se détachant, mettra le foyer de la fracture en communication avec l'air. Comment éviter cet accident avec les appareils amovibles ou inamovibles? L'occlusion par la baudruche ou le collodion est insuffisante dans ce cas, parce que la suppuration qui accompagne l'élimination de la partie mortifiée tend toujours à se faire jour à l'extérieur et empêchera le maintien de l'occlusion.

C'est le pansement ouaté seul qui remplira les indications parce que l'eschare, se détachant sous l'épaisse couche protectrice qui isole le membre, la membrane granuleuse de nouvelle formation aura isolé la solution de continuité des os au moment où on enlèvera l'appareil, c'est-à-dire une quinzaine de jours après l'accident, au moment où commencera à s'effectuer la consolidation du cal.

Pour ce qui est de l'amendement des symptômes douloureux, bien qu'il soit généralement obtenu par l'application des appareils qui assurent l'immobilisation des fragments de la fracture, on peut dire qu'ils ne cèdent jamais aussi rapidement et aussi complètement que sous l'appareil ouaté.

Les exemples que nous pouvons en citer sont nombreux; nous n'en signalerons qu'un, pris, il est vrai, en dehors du sujet de notre travail, mais qui n'en est pas moins caractéristique. Chez les amputés traités par la compression ouatée, la douleur disparaît à tel point que, dès le lendemain de l'opération, on peut imprimer des mouvements au membre et même lever les malades sans éveiller chez eux aucune sensation de douleur.

Telles sont les considérations qui nous paraissent devoir faire accorder au traitement ouaté, pour combattre certaines complications des fractures, la préférence à d'autres méthodes.

Nous n'avons pu toujours appuyer par des considérations physiologiques la démonstration des faits que nous avancions, mais les observations que nous avons rapportées et les nombreux exemples qu'on trouve dans les auteurs nous ont semblé suffisants pour nous autoriser à tirer de notre travail un certain nombre de conclusions.

CONCLUSIONS.

1° L'appareil ouaté trouve son indication dans un certain nombre de complications des fractures ;

2° Il doit être employé lorsque la fracture est accompagnée de plaie pour prévenir les accidents infectieux qui résultent de l'action de l'air sur le foyer de la fracture ;

3° Dans les fractures difficiles à réduire et dont on ne peut obtenir la contention ; dans un grand nombre de cas il suffit à en amener la réduction grâce au désarmement du système musculaire;

4° Lorsqu'il existe une eschare, le pansement ouaté prévient la communication du foyer de la fracture avec l'air extérieur par la membrane granuleuse qui se forme sous son abri ;

5° En même temps qu'il assure une immobilité parfaite, il détermine rapidement et complètement la disparition de tous les phénomènes douloureux;

6° Lorsque la fracture siége au membre inférieur et qu'elle est compliquée d'ulcères de jambe, l'appareil ouaté est le seul qui permette d'assurer en même temps l'immobilité des fragments et le traitement de la plaie. Il met ainsi à l'abri des retards de consolidation qui ont été signalés dans ce cas.

Paris. — A. PARENT, imprimeur de la Faculté de Médecine, rue M.-le-Prince, 29-31.

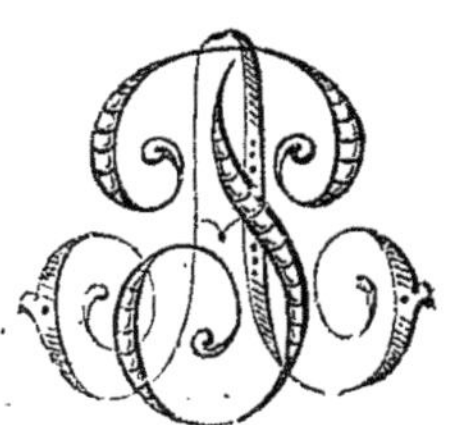